VINAGRE DE SIDRA DE MANZANA

La guía paso a paso más comprensiva para bajar de peso y tener salud total

(Apple Cider Vinegar en Español/ Apple Cider Vinegar in Spanish)

TABLA DE CONTENIDOS

INTRODUCCIÓN

El Vinagre de Sidra de Manzana (VSM) está hecho de frescas manzanas naturales que son trituradas despúes de haber dejado que maduren en barriles de Madera. Esto incrementa la fermentación natural y permite que el vinagre madure.

Es un agente natural efectivo que combate las bacterias y contiene muchos minerales y elementos vitales como potasio, calcio, magnesio, fósforo, cloro, sodio, azufre, cobre, hierro, silicio y flúor, que son vitales para un cuerpo saludable.

Existen muchas personas en el mundo que están conscientes de su peso y de su figura. Se debe a la influencia de los medios que está enfatizando en el peso estándar de una persona.

La moda también se considera un factor porque ella mayormente se ocupan de los que son talla 0 que de aquellos que nacieron para ser talla 12. Ha habido muchas personas que se interesaron en perder peso y redactaron información buena y mala al respecto.

Existe poca información útil, la mayoría no sirve o es una estafa. Si realmente quieres perder peso rápidamente entones yo creo que la mejor dieta para ti es la dieta del Vinagre de Sidra de Manzana

Si vives lejos de la civilización y no tienes tu propio televisor, entonces puede que no conozcas o hayas escuchado sobre la dieta que está al tope de las listas de remedios naturales en la historia del hombre.

Esta dieta, según los historiadores, fue vista en Egipto alrededor en el año 3000 BC y en China en el 1200 BC. En aquel entonces, el Vinagre de Sidra de Manzana era considerado un regente de salmuera y también era usado como comida.

Estas manzanas necesitan ser procesadas para poder convertirse en vinagre de sidra. Las manzanas que son usadas deben ser frescas y no pasar por algún proceso de pasteurización para convertirse en sidra de manzana.

Para poder acumular ácidos y enzimas, ellos no solo usan manzanas, sino también vinagres para ayudar en el proceso de fermentación.

La dieta del Vinagre de Sidra de Manzana no solo ayudará a la persona a perder peso sino también es una buena manera de incrementar el magnesio, fibra y pectina dentro de nuestro cuerpo.

CAPÍTULO 1: ¿QUÉ ES EL VINAGRA DE SIDRA DE MANZANA   ?

El Vinagre de Sidra de Manzana ha sido conocido como una sustancia anti-bacteriana efectiva por mucho tiempo. Contiene un número de nutrientes que son buenos para la piel y la salud general.

Estos incluyen calcio, hierro, flúor, magnesio y potasio. En su forma natural, el Vinagre de Sidra de Manzana se hace al tomar manzanas cultivadas orgánicamente y triturarlas, recolectando el jugo en barriles de madera.

La fermentación del jugo es mejorada por el uso de barriles de madera y el mismo madura para desarrollar una espuma bacteriana nebulosa oscura conocida como madre.

Esta espuma madre añade una variedad de enzimas y minerales al Vinagre de Sidra de Manzana que no están presente con otros procesos de fermentación más populares (procesos de producción alta). Adicionalmente, la madre de un lote puede ser rehusada en futuros lotes para acelerar y asistir el proceso de elaboración.

El Vinagre de Sidra de Manzana cura muchas enfermedades. Aflicciones como la artritis, estreñimiento, acné, gota, dolor de garganta, presión arterial, problemas de peso y una amplia gama de otros problemas de salud que pueden ser aliviados o incluso totalmente curados al beber Vinagre de Sidra de Manzana,

¿Qué lo hace tan especial que puede ser usado como remedio para estos problemas de salud y por qué es mejor que otros vinagres? Es el valor nutricional dentro del Vinagre de Sidra de Manzana que lo hace una potencia contra varias enfermedades.

Este vinagre está hecho de manzanas frescas trituradas que son colocadas en un barril de Madera para una fermentación natural. El vinagre de sidra natural debe ser de un rico color marrón. Cuando lo vez en la luz debes ver partículas marrones que parecen telarañas. Esta sustancia es conocida como la "madre". Mientras añeja verás que más partículas de la madre se acumulan en el fondo de la botella.

El Vinagre de Sidra de Manzana natural tiene un olor fuerte lo cual es una buena señal. Existe una abundancia de nutrientes saludables en la "sustancia madre". El Vinagre de Sidra de Manzana sin filtrar ha demostrado tener poderosos beneficios de salud.

Algunos de los nutrientes que le dan sus poderes curativos son el hierro, cobre, oligoelementos, fósforo, silicio, aminoácidos esenciales, azufre, magnesio, sodio natural orgánico, flúor natural orgánico y muchos otros poderosos nutrientes.

Un nutriente que Vinagre de Sidra de Manzana tiene en demasía el cual tiene la llave para juventud es el potasio. El potasio ayuda a generar y mantener tejidos saludables y juveniles.

El potasio también ayuda a ralentizar el endurecimiento y proceso de tapado que puede destruir el sistema cardiovascular.

El vinagre que ves en los supermercados no tiene este valor nutricional porque el vinagre es destilado y pasteurizado lo que significa que la "madre" ha sido eliminada.

Muchas personas usan el vinagre como saborizante y no están pensando como una bebida nutricional. Los productores de vinagre no están en el negocio de educar al público sobre los poderosos beneficios de salud del Vinagre de Sidra de Manzana natural porque no los conocen.

Es realmente triste que las personas se pierdan en gran sabor que añade a las comidas además del valor nutricional y usan un producto sin valor nutricional y que puede hacer más daño que bien.

El vinagre regular que ves en los anaqueles es un vinagre destilado y pasteurizado, el cual las personas prefieren porque no están conscientes de lo que consumen realmente. Si estuviesen educados sobre el Vinagre de Sidra de Manzana, ellos lo elegirían por encima de otro vinagre comercial.

Las personas tienden a pensar que el vinagre claro es saludable porque se ve bien pero es solo la apariencia porque en realidad ha sido despojado de todo su valor nutricional. Consumir este vinagre puede ser malo para tu salud.

El vinagre comercial no tiene vitaminas, minerales o potasio que el cuerpo necesita.

No dejes que su apariencia impida que lo uses. El color
marrón con sedimentos en el fundo no se ve tan bien como
el vinagre cristalino que ves en el supermercado.

La prueba está no en la apariencia sino en cómo puede
cambiar tu salud. Con todos los grandes beneficios que tiene
para ofrecer, tendría sentido incorporarlo a tu régimen de
comida diaria.

Lo que no te hiere te fortalece y se ha demostrado que puede
fortalecer tu salud al proporcionarte los nutrientes tan
necesarios para tu cuerpo.

HISTORIA DEL VINAGRE DE SIDRA DE MANZANA

El Vinagre de Sidra de Manzana es quizás el remedio número
uno documentado durante la historia humana. El uso del
vinagre como tónico ha sido documentado hasta el año 5000
BS por los Babilonios que usaban palmas de dátiles para

hacer vino y vinagre. Ellos lo usaban como comida y como agente de salmuera.

Residuos de vinagre han sido encontrados en urnas egipcias antiguas que datan del año 3000 BC. Documentos históricos chinos del años 12oo BC pregonan las glorias de los beneficios del vinagre también.

Las razones para su uso medicinal popular y como bebida energética están científicamente fundamentadas también por la ciencia moderna. Los beneficios del Vinagre de Sidra de Manzana son un resultado de su fuente – la noble manzana – famosa por el dicho de "una manzana al día, mantiene las enfermedades lejos".

Las manzanas contienen no solo vitaminas, minerales y antioxidante, sino también fibra dietética. Adicionalmente, no contienen sodio o grasas.

Todos los beneficios de la manzana se transfieren al Vinagre de Sidra de Manzana especialmente cuando se deja sin procesar. El Vinagre de Sidra de Manzana hecho de manzanas enteras y no pasteurizado o filtrado contiene no solo todos los nutrientes de la manzana, sino también muchas enzimas adicionales y ácidos orgánicos producidos durante las dos fermentaciones requeridas para convertir las manzanas en vinagre.

El Vinagre de Sidra de Manzana Braggs es la marca más popular que cumple con todos los requisitos necesarios para cosechar los atesorados beneficios del VSM.

La larga lista de beneficios de la sidra de manzana van desde un antiséptica hasta un antioxidante mientras que proporciona un albergue de minerales absorbibles como el potasio y magnesio, incluyendo pectina, y una fibra soluble en agua, la cual es una de las muchas razones para el éxito de dieta de sidra de manzana.

El método recomendado de usar el Vinagre de Sidra de Manzana es convertirlo en tónico al mezclar 2 o 3 cucharaditas de Vinagre de Sidra de Manzana en un vaso de 8 onzas de agua y beberlo antes o durante cada comida. Un punto a recordar al tomar el Vinagre de Sidra de Manzana entre las comidas o antes de ir a la cama es siempre lavar tu boca para evitar cualquier contacto prolongado del vinagre con el esmalte de tus dientes.

Con respecto a los remedios con Vinagre de Sidra de Manzana, la lista va desde las A a la Z. Comienza con acné y asma y llega hasta verrugas y pérdida de peso, infecciones de levadura e incluyendo aflicciones como cáncer, eczema, fatiga, hongos, dolores de cabeza, acidez, insomnio, dolor de garganta, úlceras y venas varicosas – para nombrar algunas.

En resumen, el Vinagre de Sidra de Manzana está a la altura de su reputación al ser la respuesta más simple a la salud perfecta y una cura intemporal también.

Un Tesoro en el baúl de remedios naturales y un poderoso protector contra aflicciones, no olvidemos su popularidad como un tónico de clase mundial. Asegúrate de siempre usar Vinagre de Sidra de Manzana orgánico y sin procesar con la madre aún dentro, y puedes depender de sus propiedades asombrosas para ayudarte a proporcionarte a ti a y a tu familia con una vida larga y saludable.

EL VINAGRE DE SIDRA DE MANZANA COMO SÚPER ALIMENTO

Ha sido usado por siglos y fue usado para tanto la cocina como la medicina. Elaborado de manzanas enteras fermentadas, el mejor Vinagre de Sidra de Manzana es el puro.

Es decir, que no sea pasteurizado, destilado o filtrado ya que estos procesos pueden reducir las propiedades saludables del vinagre.

El Vinagre de Sidra de Manzana puro es mejor si lo compras en tiendas de comida saludable en vez de tiendas ordinarias. Esto es porque el vinagra vendido es para cocinar y tiene menor calidad que el vinagra hecho para consumo como suplemento de salud.

Cuando se trata de Vinagre de Sidra de Manzana, es bueno leer la etiqueta para obtener el mejor producto.

UN REMEDIO ANTIGUO

Por siglos, el Vinagre de Sidra de Manzana ha sido usado como remedio medicinal para una amplia gama de enfermedades. En algún momento u otro, ha sido usado para tratamientos de verrugas, combatir infección y como un antiséptico e incluso para incrementar la fertilidad!

Mientras que es difícil decir si este súper alimento realmente ayudó en cualquiera de estas condiciones, no hay duda que puede ser útil para mejorar la salud general y ayudar con la pérdida de peso.

EL VINAGRE DE SIDRA DE MANZANA Y LA SALUD

Es muy rico en nutrientes esenciales. Los nutrientes son vitales para la salud. Sin los nutrientes, como vitaminas y minerales, tus células, órganos y sistemas corporales no funcionarían apropiadamente y la salud se deterioraría.

Los alimentos procesados, como su nombre sugiere, han pasado por un proceso de refinado para cambiar el gusto, textura y/o tiempo de expiración del alimento y eso usualmente significa menos o ningún nutriente saludable.

Muchas dietas de personas son alta en calorías pero bajas en nutrientes esenciales por lo que incluso una persona con sobrepesos puede sufrir de desnutrición.

Consumir Vinagre de Sidra de Manzana puro es una fácil y conveniente manera de obtener una dosis diaria de nutrientes esenciales.

Entonces, ¿qué nutrientes este poderoso alimentos contiene? Es una lista larga pero el Vinagre de Sidra de Manzana contiene los siguientes nutrientes esenciales...

- Vitamina A
- Vitamina C
- Vitamina E
- Vitamina B1, B2, y B6
- Beta caroteno (una forma de vitamina A)
- Vitamina K
- Potasio
- Calcio
- Magnesio
- Fósforo
- Cobre
- Hierro

No hay tantos alimentos que puedan ofrecer esta amplia gama de nutrientes.

¿UNA POTENCIA PARA AYUDAR A PERDER PESO?

Adicionalmente a ser un milagroso alimento, el Vinagre de Sidra de Manzana ha mostrado ser bastante útil para perder grasas.

Con una gran proporción de la población teniendo sobrepeso, muchas personas buscan maneras de perder grasa de manera sencilla.

El ejercicio, dietas estrictas, ciertos fármacos e incluso cirugías son todos usados en un esfuerzo para perder grasa pero una investigación reciente y mucha evidencia anecdótica sugiere que el Vinagre de Sidra de Manzana puede ayudar en tus esfuerzos para perder grasa.

En numerosos estudios, el Vinagre de Sidra de Manzana ha mostrado que puede…

- Incrementar el metabolismo – la velocidad en la que quemas calorías
- Disminuir apetito
- Incrementar energía y vitalidad

- Bajar los niveles de glucosa en la sangre

- Mejorar el procesamiento de grasas

En un estudio publicado por Noticias de Ciencia En Línea en el 2004, los sujetos reportaron una pérdida mensual de una libra usando Vinagre de Sidra de Manzana sin hacer ningún otro cambio en dieta o ejercicios.

Imagina lo efectivo que sería el Vinagre de Sidra de Manzana si se combina con cambios moderados en la dieta y ejercicio regular.

¿CÓMO USAR EL VINAGRE DE SIDRA DE MANZANA?

Si la salud es tu objetivo, debes consumir una cucharada de Vinagre de Sidra de Manzana en la mañana y una en la noche.

Esto asegurará que obtengas un inicio nutricional bueno en tu día y también proporcionará nutrientes esenciales para el proceso de reparación que ocurre cuando duermes.

Si estás más interesado en perder peso y ya que este alimentos es una efectivo supresor del apetito, consume una cucharada 15 minutos antes de todas las comidas. Para la mayoría, esto significa una cucharada tres veces al día.

Si te sientes hambriento entre las comidas, puedes también probar una cucharada para calmar un apetito salvaje.

Además de prevenir el hambre, también recibes una inyección extra de vitaminas y minerales esenciales.

¿ES SEGURO PARA TODOS?

El Vinagre de Sidra de Manzana es un producto 100% naturales y por lo tanto es seguro para la gran mayoría de la población. No solo es seguro, también puede ayudar un número de condiciones médicas incluyendo:

- Artritis
- Presión arterial alta
- Problemas de circulación
- Depresión
- Indigestión
- Malestar Digestivo
- Dolores de Cabeza
- Congestión nasal
- Erupciones en la piel

- Úlceras

Dicho esto, nunca debes tratar de auto-medicarte con Vinagre de Sidra de Manzana y debes siempre discutir tus requerimientos médicos con tu doctor.

Es poco probable que un doctor te diga que no consuma esto pero siempre es mejor prevenir.

Asumiendo que tu doctor esté de acuerdo, puedes descubrir que tu condición y síntomas mejorar rápidamente poco después de comenzar a tomar Vinagre de Sidra de Manzana.

¡Agarra tu cuchara...!

Está claro que este súper alimento es tanto saludable como útil para perder peso pero solo si dejas de leer y comienzas a hacer. Asegúrate de obtener el "Vinagre de Sidra de Manzana con la madre"

Es relativamente económico, fácil de encontrar y ¡podría ser una de las mejores cosas para tu salud.

Ahora que entiendes cómo el Vinagre de Sidra de Manzana es una potente ayuda para perder peso.

CAPÍTULO 2: ¿CÓMO HACER VINAGRE DE SIDRA DE MANZANA PURO?

INGREDIENTES

- 3 manzanas pequeñas (piel y corazón incluidos, sin tallo)
- 3 cucharaditas de azúcar puro
- Agua filtrada para cubrir

INSTRUCCIONES

1. Lava y rebana tus manzanas en piezas pequeñas. Colócalas en un jarrón limpio y esterilizado.

2. Mezcla el azúcar con una taza de agua y viértela encima de las manzanas.

3. Añade más agua si es necesario para cubrir las manzanas

4. Cubre el jarrón con una toalla de papel y asegúrala con una banda elástica. Esto mantiene alejada a la moscas mientras que permite que el líquido respire.

5. Coloca el jarrón en un lugar cálido y oscuro por 2-3 semanas – yo lo guardo en mi alacena.

6. Usa un colador para el líquido y elimina las piezas de manzana.

7. Regresa el líquido al mismo jarrón y cúbrelo otra vez.

8. Regresa el jarrón al mismo lugar y déjalo por unas 4 a 6 semanas, batiendo con una cuchara de Madera o plástico cada cierto tiempo.

9. Después de las primeras 4 semanas, puedes comenzar a probar tu vinagra y una vez que alcance la acidez que quieres, puedes transferirlo a una botella con tapa y comenzar a usarlo.

Tiempo de preparación: 5 mins

Tiempo Total: 2-3 meses

CAPÍTULO 3: BENEFICIOS DEL VINAGRE DE SIDRA DE MANZANA

El Vinagre de Sidra de Manzana ha sido llamado la cura para todo. Entusiastas de la salud lo han usado para todo desde acné y alergias hasta dolores de garganta y verrugas. El vinagre en sus muchas formas ha sido usado por siglos como remedios populares.

Recientemente con el incremento del uso de remedios caseros y naturales, el Vinagre de Sidra de Manzana ha salido a la luz como un tónico para la salud especialmente útil.

Las personas usualmente son escépticas sobre algo tan común como el Vinagre de Sidra de Manzana como tratamiento efectivo para muchas aflicciones. El vinagre como remedio popular ha sido usado por mucho tiempo como un curador de todo. La investigación conducida sobre los supuestos beneficios del Vinagre de Sidra de Manzana ha comprobado algunos alegatos y les han dado veracidad.

El Vinagre de Sidra de Manzana tiene muchos beneficios para tu salud. Existen también muchos libros escritos sobre el Vinagre de Sidra de Manzana describiendo lo excelente que es para tu salud.

Los proponentes creen que el Vinagre de Sidra de Manzana puede curar o ayudar con una variedad de enfermedades y problemas de salud como artritis, osteoporosis, presión arterial alta, colesterol alto, cáncer, infecciones, indigestión, memoria y envejecimiento.

Además, el beneficio más conocido del Vinagre de Sidra de Manzana aparentemente es su ayuda con la pérdida de peso.

Aquí están algunos de los principales beneficios del Vinagre de Sidra de Manzana:

1.   Vinagre de Sidra de Manzana y pérdida de peso

2.   Vinagre de Sidra de Manzana y reflujo ácido

3.   Vinagre de Sidra de Manzana y acné

4.   Vinagre de Sidra de Manzana y verrugas

5.   Vinagre de Sidra de Manzana y acidez

6.   Vinagre de Sidra de Manzana e Infección de Levadura

7.   Vinagre de Sidra de Manzana y artritis

8.   Vinagre de Sidra de Manzana para la piel

9.	Vinagre de Sidra de Manzana y colesterol

10.	Vinagre de Sidra de Manzana para el cabello

11.	Vinagre de Sidra de Manzana y presión arterial

12.	Vinagre de Sidra de Manzana para infección de la nariz

13.	Vinagre de Sidra de Manzana y Cándida

14.	Vinagre de Sidra de Manzana y Gota

15.	Vinagre de Sidra de Manzana y Desintoxicación

16.	Vinagre de Sidra de Manzana y Caspa

17.	Vinagre de Sidra de Manzana y Enfermedad de Reflujo Gastroesofágico

18.	Vinagre de Sidra de Manzana y pérdida de cabello

19.	Vinagre de Sidra de Manzana y estreñimiento

20.	Vinagre de Sidra de Manzana y Diabetes

El Vinagre de Sidra de Manzana es excelente para ti. Con tanto beneficios, no hay duda del por qué tantas personas hablan sobre el Vinagre de Sidra de Manzana y lo que puede hacer para tu salud.

Si la idea de tomar cucharadas enteras de Vinagre de Sidra de Manzana te parece difícil, tomar píldoras de Vinagre de Sidra de Manzana podría ser una buena alternativa para ti.

RAZONES PARA AÑADIR VINAGRE DE SIDRA DE MANZANA EN TU DIETA

Los expertos sugieren beber una cucharada de Vinagre de Sidra de Manzana mezclada con agua o jugo todos los días. Estas son las razones.

- Este líquido, el cual contiene ácido acético, tiene propiedades antibióticas, las cuales necesitas cuando sufres de diarrea causada por infección bacteriana.

- La pectina en el Vinagre de Sidra de Manzana puede ayudar a controlar los espasmos intestinales e indigestión.

- ¿Tienes dolor de garganta? Haz gárgaras y la infección y gérmenes se irán al mezclar agua tibia con un cuarto de taza de tu vinagre especial. El ácido matará los gérmenes.

- Los científicos creen, después de completar estudios en animales, que tu nueva bebida es también capaz de disminuir el colesterol en humanos. Pero se necesitan más pruebas.

- ¿Sufres de congestión nasal? El potasio en el Vinagre de Sidra de Manzana puede reducir la mucosidad.

- El ácido acético puede suprimir los antojos de comida de una persona, reducir la retención de agua e incrementar el metabolismo. Consumir menos calorías resulta en pérdida de peso.

- Nadie quiere caspa. Mezcla un cuarto de taza de agua y un cuarto de taza de este vinagre en un rociador. Rocía tu cuero cabelludo antes de lavar tu cabello. Enrolla una toalla en tu cabeza por 15 minutos. Esta rutina debe ser hecha al menos dos veces por semana. Tu cabello estará más brillante.

- ¿Necesitas energía? ¡Ya sabes que lo que tienes que beber!

- Individuos con problemas de eczema puede limpiar su piel y prevenir brotes al ingerir VSM diluido en agua.

- Evita los calambres nocturnos mediante el potasio encontrado en Vinagre de Sidra de Manzana. Endulza tu vinagre al añadir una cucharadita de miel.

VENTAJAS DEL VINAGRE DE SIDRA DE MANZANA

El ácido en el vinagre ha sido usado satisfactoriamente para ayudar un número de condiciones de la piel incluyendo brote bacteriano, remover residuos de jabón y champú e incluso ayudar para reducir brotes de acné.

Mejora la piel y el cabello ayudándolos a mantener una apariencia juvenil y es un desinfectante útil.

Entonces si quieres una piel más joven, menos brotes de acné, cabello hermoso y brillante, debes comenzar a usar Vinagre de Sidra de Manzana. Si no quieres sufrir de Cándida, infecciones de levadura vaginal o comezón, necesitas esta cura natural.

Al colocar Vinagre de Sidra de Manzana y un poco de sal en tu agua de baño hará que tu agua sea más neutral, haciéndolo un baño más natural el cual es excelente para el olor de la piel. Es útil llevar Vinagre de Sidra de Manzana en viajes donde hayan posibles problemas con agua contaminada y fue usada en tiempos antiguos para este mismo propósito.

De la misma forma cuando bebes un par de cucharaditas de Vinagre de Sidra de Manzana en 8 onzas de agua antes de una comida puede ayudar a matar las bacterias y ayudando a reducir la probabilidad de envenenamiento por comida.

VENTAJAS

1.   Sangrado: Por cientos de años, los médicos han usado el vinagre para el tratamiento de heridas y evitar el sangrado excesivo. Para cortes y sangrado de nariz, moja una pelota de algodón en vinagre y colócalo en donde sangre. También se recomienda consumirlo antes y después de cirugía.

2.   Alergias: Se cree que el Vinagre de Sidra de Manzana, cuando se toma como tónico diario, puede mejorar la función inmunológica y mejorar el metabolismo lo cual ayudará en reducir muchas reacciones alérgicas. Ya que el asma y la artritis son vistas como reacciones alérgicas, es usualmente recomendado para estas condiciones también.

3.	Salud ósea: El Vinagre de Sidra de Manzana contiene los minerales magnesio y manganeso los cuales mejoran la salud. También contiene el oligoelemento boro el cual ayuda al cuerpo a metabolizar el calcio y el magnesio lo cual ayuda a fortalecer los cuerpos.

4.	Presión Arterial: El Vinagre de Sidra de Manzana es una Buena fuente de potasio el cual balancea el sodio en el cuerpo ayudando a bajar la presión arterial.

EL VINAGRE DE SIDRA DE MANZANA COMO REMEDIO CASERO

Aunque puedas necesitar medicinas para ayudar con la acidez nocturna, ¿sabías que existe un remedio casero con Vinagre de Sidra de Manzana que puedes probar para combatir el reflujo ácido durante el día? El Vinagre de Sidra de Manzana(VSM) es un tratamiento natural que ha sido usado para tratar una variedad de aflicciones por muchos años y es una elección popular para los que sufren de reflujo ácido.

El Vinagre de Sidra de Manzana contiene lo que se conoce como la "madre de los vinagres" o simplemente la "madre".

La madre tiene apariencia de burbujas flotantes en el líquido y es ahí donde se almacenan todas las propiedades sanadoras del Vinagre de Sidra de Manzana.

El Vinagre de Sidra de Manzana contiene minerales, al igual que oligoelementos incluyendo magnesio, fósforo, azufre, sodio, calcio, potasio, hierro, cobre, flúor y silicio.

Debido a todos sus ingredientes beneficiosos, el Vinagre de Sidra de Manzana es un arma natural contra las bacterias, los cual lo hace beneficioso para el tratamiento contra el reflujo ácido.

¿Cómo puede beneficiar el Vinagre de Sidra de Manzana a los que sufren de reflujo ácido? Puede que te confunda como un tipo de vinagre puede ayudar a aliviar síntomas del reflujo ácido.

Después de todo el vinagre tiene un alto contenido ácido, ¿cierto? ¿No sería el vinagre un agravante del problema? Sorprendentemente, para los que sufren de reflujo ácido, el Vinagre de Sidra de Manzana ayuda a aliviar la sensación de ardor y nauseas causado por el reflujo sin empeorarlo.

¿Por qué? La razón es que muchas personas con problemas digestivos como reflujo ácido, experimentan problemas no solo porque tienen mucho ácido, sino también porque tienen muy poco.

El Vinagre de Sidra de Manzana imita el nivel de ácido en el estómago, lo cual ayuda en la digestión apropiada de la comida y puede ayudar al estomago en la digestión.

Por lo tanto en algunos casos, los remedios con vinagre son más efectivos que los antiácidos, porque aunque los antiácidos curen la acidez, ellos están diseñados a disminuir el ácido dentro del sistema.

Por ende, los antiácidos no atacarán la causa real si el reflujo ácido es el resultado de muy poco ácido estomacal, y en vez de eso, pueden hacer que el reflujo sea más frecuente.

¿Cómo debes tomar el Vinagre de Sidra de Manzana? El mismo está disponible en muchas formas incluyendo líquido, tabletas y cápsulas.

Sin embargo, cuando usas el Vinagre de Sidra de Manzana como remedio natural la única forma en la que debes consumir es en su forma líquida orgánica que contiene la enzima "madre".

Cuando tomas Vinagre de Sidra de Manzana, vas a querer batirlo bien antes de digerirlo para dispersar la madre por todo el líquido. Para empezar, trata tomando una cucharada de Vinagre de Sidra de Manzana antes de cada comida.

Notarás que el sabor del Vinagre de Sidra de Manzana es bastante potente. Es un sabor adquirido, y debes acostumbrarte al sabor después de varios tratamientos con vinagre para el reflujo ácido.

Sin embargo, si te es muy repelente, hay otras maneras en la que puedes tomarlo, tal como:

- Mezcla una cucharada con un aderezo de ensalada libre de grasa y consúmelo con tu comida.

- Rocía una cucharada en la ensalada o vegetales.

- Mezcla una cucharada en un vaso con 8 onzas de agua y añade un poco de miel para endulzar la bebida.

- Haz té con Vinagre de Sidra de Manzana al añadir una cucharada del vinagre en agua caliente y tomarlo lentamente.

- Aunque es mejor consumir el Vinagre de Sidra de Manzana antes de cada comida, también puede tomar una cucharada cuando tengas molestias estomacales o acidez.

Después de tomar Vinagre de Sidra de Manzana por un par de días, muchos de los que sufren reflujo ácido descubren que sus síntomas mejorar y continúan mejorando con el tratamiento en los meses subsecuentes.

Sin embargo, adicionalmente, debes estar consciente que el Vinagre de Sidra de Manzana tiene leves efectos secundarios incluyendo malestar estomacal. Por lo tanto, el Vinagre de Sidra de Manzana puede empeorar la acidez en algunos individuos.

También se sabe que coagula la sangre y debe ser evitado por cualquier que tome medicamentos anticoagulantes.

Siempre recuerda que debes hablar con tu doctor antes de comenzar algún tratamiento, incluyendo tratamientos con

Vinagre de Sidra de Manzana, y ten en mente que un remedio natural no debe reemplazar ningún medicamento o tratamiento que haya sido prescrito por tu doctor.

CAPÍTULO 4: BENEFICIOS PARA LA SALUD DEL VINAGRE DE SIDRA DE MANZANA

Cuando piensas en la sidra de manzana, piensas en otoño. Un vallo lleno de sidra de manzana dulce que calienta el cuerpo en un frío día de otoño y esta bebida deliciosa es de donde proviene este tónico milagroso.

Comienza cuando las manzanas son pulverizadas para hacer la sidra. Esta sidra es entonces combinada con levadura la cual convierte los azúcares en alcohol. Desde este punto, el vino de sidra continúa fermentando hasta que se torne agrio y se convierta en vinagre.

El Vinagre de Sidra de Manzana tienes muchos alegatos de salud incluyendo:

- Un tonificador natural de la piel y fuerte guerrero contra el acné
- Un eliminador de verrugas
- Tónico para el cabello para darle brillo y alimentarlo

- Elimina piojos, pulgas, garrapatas, etc.

- Cura infecciones

- Remueve toxinas

- Excelente tónico después de afeitar

- Alivia la insolación

¡Y mucho, mucho más!

Los beneficios más importantes de usar Vinagre de Sidra de Manzana son los efectos que ocurren dentro del cuerpo. Cuando se añade a tu dieta diaria, sus efectos son bastante asombrosos. Veamos algunos de ellos:

1.   DIGESTIÓN MEJORADA Y PÉRDIDA DE PESO

El Vinagre de Sidra de Manzana puede ayudar a restaurar los niveles de ácido normales en tu sistema digestivo lo cual ayuda a descomponer grasas y proteínas. Esto permite a tu cuerpo digerir alimentos con facilidad y más apropiadamente lo cual promueve la absorción de nutrientes por el cuerpo y una salud general.

El Vinagre de Sidra de Manzana también puede ayudarte a sentirte más lleno lo cual ayudará a que comas menos y a aliviar un poco el esfuerzo en tu sistema digestivo. También ha mostrado que ayuda a regular los niveles de azúcar en la sangre lo que promueve la pérdida de peso y disminuye el riesgo de diabetes.

Un estudio también mostro que el consume regular de Vinagre de Sidra de Manzana reducía la grasa en el cuerpo, los niveles de triglicéridos y era efectivo para una pérdida de peso general. Es un suplemento excelente para perder peso y una manera sencilla de combatir la obesidad.

2.   AYUDA A PREVENIR EL CÁNCER

El Vinagre de Sidra de Manzana ralentiza el crecimiento de las células cancerosas y posiblemente incluso mata algunas células cancerosas. Los resultados de los estudios han sido algo contradictorios en el tema pero muchas posibilidades son mencionadas. Algunos piensan que el ácido acético en el vinagre puede ser un ingrediente para la lucha contra el cáncer.

Otros han propuesto que la pectina encontrada en las manzanas y los polifenoles también son posibles ingredientes anticancerosos. La fuente real todavía es un misterio pero la evidencia preliminar ha mostrado que el Vinagre de Sidra de

Manzana es útil en la prevención de algunas formas de cáncer.

3.   MEJORAS EN EL COLESTEROL Y PRESIÓN ARTERIAL

Un estudio preliminar realizado en ratas ha mostrado que el Vinagre de Sidra de Manzana puede reducir significativamente el colesterol en el cuerpo. Ya que el estudio fue hecho en ratas, algunos especulan que estas propiedades pueden no ser las mismas en los humanos. Se necesitan más estudios pero la evidencia preliminar es positiva.

Un estudio similar también mostró resultados positives para disminuir la presión arterial y las enfermedades coronarias. Debido al bajo número de efectos secundarios y la evidencia que sugiere que puede disminuir factores de riesgos generales para la enfermedad coronaria, una dosis regular de Vinagre de Sidra de Manzana podría ser una buena opción.

4.   DESINTOXICACIÓN DE HÍGADO Y OTROS ÓRGANOS

Las propiedades antibacterianas del Vinagre de Sidra de Manzana ayudan a limpiar el cuerpo del acumulamiento tóxico y también reduce los niveles de bacterias dañinas. El balance del PH del cuerpo es también estabilizado por dosis regulares, lo cual ayuda a promover el efectivo de limpieza natural en el cuerpo.

El Vinagre de Sidra de Manzana también ha sido usado para tratar alergias y limpiar mucosa en la nariz y también los nódulos linfáticos.

NOTA: Cuando consideres tomar Vinagre de Sidra de Manzana, asegúrate de encontrar la versión orgánica, sin pasteurización y sin filtro. Quieres el vinagre puro para maximizar las propiedades de salud.

Antes de comenzar cualquier programa de suplementos, incluyendo uno natural, habla con tu doctor sobre los posibles efectos secundarios e interacciones con cualquier medicamente que estés tomando.

El Vinagre de Sidra de Manzana puede ser tomado directamente de la botella o mediante otras formas como pastillas para evitar el sabor amargo y acidez.

EL MILAGRO DEL VINAGRE DE SIDRA DE MANZANA

¿Te has preguntado que cura maravillo yace en tu casa? La próximamente que estés en la tienda, considera comprar una botella de Vinagre de Sidra de Manzana.

Puedes sorprenderte lo versátil y beneficioso que este económico vinagre. El Vinagre de Sidra de Manzana contiene varias vitaminas y minerales y tienes muchos beneficios de salud.

Desde los comienzos de nuestros calendarios, se ha reportado que Hipócrates, el "padre de la medicina" lo usaba en sus pacientes. El Vinagre de Sidra de Manzana se hace de la fermentación de manzanas frescas y maduras. Contiene vitaminas como beta caroteno y pectina y minerales como calcio, magnesio, fósforo, potasio y hierro.

Puede ser usado como parte de muchas recetas incluyendo aderezos de ensaladas, sazonadores y salmueras. Cuando busques el mejor Vinagre de Sidra de Manzana, busca las variedades naturales y orgánicas que son oscuras y nebulosas, ya que los vinagres claros tienen muy poco valor nutricional.

Puede ser consumido cada mañana al añadir dos cucharadas a un vaso de 8-12 onzas de agua, con miel orgánica y jugo de limón si su sabor es muy potente debido a su acidez. El Vinagre de Sidra de Manzana está cargado con beneficios de salud, de los cuales daremos un ejemplo a continuación:

a.   Reduce el colesterol y regula la presión arterial y la azúcar en la sangre debido a su contenido de pectina. Podría ayuda con la diabetes.

b.   Combate infecciones bacterianas, de hongos y de levadura al ajustar el pH del cuerpo debido a su contenido de ácido acético.

c.   Puede aliviar el dolor de articulaciones y puede ayudar con la gota al disolver cristales úricos, y también ayuda a prevenir cálculos renales y biliares.

d.   Ayuda con la pérdida de cabello, uñas quebradizas y a los dientes debido a su contenido de potasio.

e.   Ayuda con la pérdida de peso al descomponer grasas.

f.   Ayuda con el acné, mal aliento y olor corporal debido a su contenido ácido, destruyendo las bacterias de olor y bajando el pH. Haz gárgaras de una cucharada de Vinagre de Sidra de Manzana con agua por 5 a 10 minutos.

g.   Elimina el olor en los pies al colocar los pies en una sartén con agua y 1/3 de taza de Vinagre de Sidra de Manzana por 15 minutos por semana.

h.   Ayuda con la diarrea ya que su contenido de pectina sobre el revestimiento del colon. Bebe dos cucharadas con un gran vaso de agua, tres veces al día.

i.   Puede ayudar con las manchas por vejez, debido a su alto contenido en azufre.

j.   Actúa sobre la caspa al destruir el hongo en el cuero cabelludo y restaurando su balance de pH apropiado. Trata aplicando una mezcla de mitad agua y mitad Vinagre de Sidra de Manzana directamente al cuero cabelludo, dejando que se seque naturalmente..

k.   Proporciona alivio a la insolación. Moja una toalla con un poco de Vinagre de Sidra de Manzana y aplícala gentilmente sobre la parte insolada. Puedes poner también la parte del cuerpo afectada por insolación en un baño de Vinagre de Sidra de Manzana.

l.   Mejora tu sistema inmunológico debido al beta caroteno que posee.

m.   Puede ayudar con la sinusitis y la congestión nasal debido a su contenido de potasio.

n.   Ayuda con los Dolores de garganta. Haz gárgaras de una cucharada de Vinagre de Sidra de Manzana con ocho onzas de agua tibia y limón.

o.   Puede ayudar con las infecciones del oído, al mojar con una solución diluida de Vinagre de Sidra de Manzana y pasar por la parte interna del oído.

Muchas personas eligen tomar una solución diluida de Vinagre de Sidra de Manzana y agua para beneficios diarios de salud. Los efectos secundarios son casi inexistentes, pero puede causar debilitamiento del esmalte dental si se consume demasiado o sin diluir.

Simplemente añade agua o una pizca de bicarbonato cuando se consume para evitar algún deterioro del esmalte dental.

Desde mejorar la inmunidad hasta ayudar a regular el azúcar en la sangre, el Vinagre de Sidra de Manzana es muy versátil.

Un estudio del 2004 por la Sociedad Americana de Diabetes titulado, "El Vinagre ayuda con la Sensibilidad de Insulina para Alimentos Altos en Carbohidratos en Sujetos con Resistencia Insulínica o Diabetes Tipo 2", descubrió que el Vinagre de Sidra de Manzana contiene ácido acético, el cual puede ralentizar la digestión de carbohidratos, por tanto disminuyendo los niveles de glucosa en la sangre.

El Vinagre de Sidra de Manzana es fácil y seguro de comprar y usar, y puede ser usado como una maravillosa alternativa para ayudarte en la salud.

Continúa siendo uno de los más populares y económicos remedios alternativos de la salud en el mercado hoy en día.

CAPÍTULO 5: ALEGATOS DE SALUD DEL VINAGRE DE SIDRA DE MANZANA CON EVIDENCIA CIENTÍFICA

Recientemente el Vinagre de Sidra de Manzana ha sido considerado un elixir útil para la salud. Lo que una vez era considerado como un remedio antiguo de pueblos, ahora está respaldado por investigaciones científicas que indican sus efectos útiles.

El ingrediente primario es el ácido acético. El vinagre también tiene otros ácidos, vitaminas, sales minerales y aminoácidos. El Vinagre es un producto del proceso de fermentación por el cual los azúcares en la comida son descompuestos por la bacteria en levadura.

En la segunda etapa de fermentación, el alcohol se fermenta más y obtenemos el vinagre. Específicamente el Vinagre de Sidra de Manzana proviene de manzanas trituradas.

Debido a los alegatos generalizados que dicen que puede promover beneficios de salud, la evidencia científica ha sido evaluada y ha mostrado que sí es cierto.

Una investigación extensiva ha sido conducida sobre los niveles de azúcar en la sangre y fue para el caso de la diabetes. El Vinagre de Sidra de Manzana puede ayudar a disminuir los niveles de glucosa en la sangre. Al consumir dos cucharadas de Vinagre de Sidra de Manzana antes de ir a dormir, se descubrieron niveles de glucosa más bajos en la mañana, en un porcentaje de 4 a 6 %.

Un estudio conducido en el 2005 mostró que podría disminuir los niveles de colesterol. Sin embargo, el estudio fue hecho en ratas por lo que no determinó si podría tener el mismo efecto en personas. Otro estudio conducido en ratas mostró un vínculo entre el consumo de vinagre y la disminución de la presión arterial.

Algunos estudios de laboratorio han mostrado que el Vinagre de Sidra de Manzana puede matar la células cancerosas o inhibir su crecimiento. Estudios hechos con humanos tiene resultados inconclusos. Por una parte, consumir el vinagre está asociado con la disminución del riesgo de cáncer esofágico mientras que está asociado con el incremento del riesgo de cáncer de vejiga.

Estos pueden ser útiles para el dietista consciente. Estudios han mostrados que consumir vinagre promueve la saciedez y aleja el hambre. Controlar el apetito puede ser una gran técnica para aquellos que son obesos o se acercan a la obesidad.

Los remedios caseros que involucran al Vinagre de Sidra de Manzana son abundantes. Un remedio popular para la caspa es mezclar partes iguales de agua y Vinagre de Sidra de Manzana. La solución restaura el balance del pH del cuero cabelludo e inhibe el crecimiento de hongos los cuales son los causantes de la caspa.

Cuando se aplica al acné, usa una parte de vinagre y tres partes de agua para crear una solución. Es importante que diluyas el vinagre para que no irrite la piel.

La popularidad del Vinagre de Sidra de Manzana continúa hasta el día de hoy. Y la mejor parte es que está a tu alcance en tu supermercado local.

CHAPTER 6: EL VINAGRE DE SIDRA DE MANZANA PARA EL TRATAMIENTO DE LA CELULITIS

La celulitis es la grasa depositada debajo de la superficie de la piel de las caderas, trasero y muslos. Las mujeres de todas las razas son afectadas por la celulitis. Es visto principalmente en mujeres obesas pero no perdona a las mujeres delgadas. Aunque la celulitis como tal no es indicativa de alguna enfermedad, es usualmente una causa de preocupación por cuestiones de estética.

Las piel contiene bandas de tejido elástico que se estiran desde la piel hasta las capas profundas del tejido muscular. Estas bandas son inelásticas y mientras la grasa se deposita en el área subcutánea, la una manera de moverse es salir a la superficie de la piel.

Las hebras de tejido conectivo tratante de mantener la piel en su lugar dando el efecto de protuberancia en la piel. La formación de celulitis se debe principalmente a un desbalance en el metabolismo de ácidos grasos. Otros factores como la falta de actividad física y una dieta inapropiada son también responsables de los depósitos de celulitis. Otro factor contribuyente para la formación de celulitis es la pésima circulación de sangre y linfas lo cual lleva a la acumulación de toxinas en el cuerpo.

Muchos remedios están disponibles para la terapia de celulitis y los remedios naturales son favorecidos debido a su perfil de seguridad.

El Vinagre de Sidra de Manzana es uno de los remedios naturales usados para el tratamiento de la celulitis el cual ha sido conocido por más de dos mil años en terapias de pérdida de peso.

El Rol del Vinagre de Sidra de Manzana en la terapia de celulitis

1.   El Vinagre de Sidra de Manzana fortalece el sistema inmunológico y cura muchas infecciones. También incrementa el radio de metabolismo en el cuerpo y promueve la termogénesis.

2.	Debido al incremento en el radio metabólico existe un incremento de grasas lo cual a su vez balancea el colesterol y causa pérdida de peso.

3.	Otros micronutrientes presentes en el Vinagre de Sidra de Manzana como la vitamina b6 y la lecitina también contribuyen a la pérdida de peso. Ya que el control de peso es un aspecto esencial de la terapia de la celulitis, el Vinagre de Sidra de Manzana se vuelve muy útil.

4.	El Vinagre de Sidra de Manzana también ayuda a eliminar el exceso de fluidos acumulados en el cuerpo al ayudar a mejorar la circulación de la sangre.

5.	También se sabe que reduce el apetito.

6.	El Vinagre de Sidra de Manzana está disponible para consumar en cápsulas o en líquido. Las cápsulas pueden ser tomadas dos veces por día y pueden ser incrementadas a tres dosis por día si es requerido. La forma líquida puede ser usada como dos cucharadas en un vaso de agua que debe ser tomado antes de cada comida.

Las ventajas del Vinagre de Sidra de Manzana es que es un remedio natural con eficacia comprobada desde tiempos antiguos para reducir el peso además de que es fácil de usar y muy efectivo.

CAPÍTULO 7: BENEFICIOS DE BELLEZA DEL VINAGRE DE SIDRA DE MANZANA

El Vinagre de Sidra de Manzana se ha hecho muy popular recientemente debido a sus muchos beneficios de salud y propiedades de belleza. Debido a su alto contenido de potasio, es mejor consultar con un profesional del cuidado de la salud antes de tomar Vinagre de Sidra de Manzana. Aunque puedes hacer tu propio Vinagre de Sidra de Manzana, puedes encontrarlo en su forma natural en cualquier tienda de salud. Exploremos algunos de los beneficios del Vinagre de Sidra de Manzana.

¿CÓMO USAR EL VINAGRE DE SIDRA DE MANZANA?

El Vinagre de Sidra de Manzana puede promover una piel y cabello más saludables y además ser beneficioso para tu salud. Para más maneras específicas en la cual el Vinagre de Sidra de Manzana puede ayudar a tratar aflicciones específicas, contacta a un nutricionista quien estará mejor equipado para responder preguntas específicas. Para usos más generales, puedes probar el Vinagre de Sidra de Manzana en alguna de las siguientes maneras

1.   USO INTERNO

La investigación ha mostrado que el Vinagre de Sidra de Manzana puede asistir al cuerpo en sus funciones diarias, además de combatir gripe y resfriados. Ayuda en la digestión, disminuye el colesterol malo, fortalece el corazón, disminuye la presión arterial y estabiliza el azúcar. También contiene antioxidantes que ayuda a combatir muchos tipos de cáncer.

Puede curar el malestar estomacal al tomarlo como tónico diario.

Para hacer tu propio tónico diario, mezcla partes iguales de Vinagre de Sidra de Manzana y miel en un vaso de agua.

Usualmente una cucharada de Vinagre de Sidra de Manzana y una cucharada de miel en 8 onzas de agua fría o tibia sería lo general, pero siéntete libre de cambiar esto según tus preferencias personales. Existen también otras maneras de tomarlo.

Puedes añadirlo a un jugo de manzana o añadir un poco de canela fresco para neutralizar el sabor (algunas cafeterías sirven sidra de manzana con un palito de canela).

2.   USO EXTERNO

Si sientes tus piensas cansados y adoloridos, dales un baño. Coloca media taza de Vinagre de Sidra de Manzana en un tobo de agua tibia. Mueve tus dedos un rato y deja tus pies remojando por unos minutos. Un baño de pies es excelente para relajarte antes de ir a la cama.

Si tu cuerpo es demasiado ácido, toma un baño de vinagre. Para restaurar apropiadamente el balance ácido-alcalino en tu cuerpo, simplemente añade 1 a 2 tazas de Vinagre de Sidra de Manzana a un bañera tibia.

Deja tu cuerpo remojando por unos 45 minutos. Además de liberar a tu cuerpo del exceso de ácido, un baño de vinagre ayuda a cualquiera con piel seca o irritada, haciéndola suave.

Si los baños no es lo tuyo, considera mezclar una copa de Vinagre de Sidra de Manzana y agua tibia en una botella rociadora. Después de tu ducha, rocía todo tu cuerpo con la mezcla.

Espera unos minutos y enjuaga. Tu cuerpo entero se sentirá refrescado.

Otros beneficios del Vinagre de Sidra de Manzana incluyen su uso típico en diferentes partes del cuerpo, especialmente la cara. Para una limpieza profunda de tu cara, añade 3 cucharadas de Vinagre de Sidra de Manzana a una sartén con agua hirviendo y acerca tu cara a ella. Cubre tu cabeza con una toalla por unos minutos permitiendo que el vapor abra tus poros y limpie las impurezas en la superficie de tu piel.

3.   PRODUCTOS COMERCIALES EN EL MERCADO

Además de la forma natural del Vinagre de Sidra de Manzana, existen muchos productos comerciales. Dichos productos incluyen jabones corporales y productos para la cara y cabello.

Tomar el Vinagre de Sidra de Manzana en su forma natural es igual o más beneficio que estos productos.

NOTA

Debido a que el Vinagre de Sidra de Manzana es muy ácido, nunca lo tomes puro. Siempre dilúyelo con agua. Después de tomar Vinagre de Sidra de Manzana, debes lavar tu boca con agua. Además, no cepilles tus dientes inmediatamente después porque podrías cepillar el vinagre en tu esmalte.

Una Buena manera de evitar que el Vinagre de Sidra de Manzana toque tus dientes, es beberlo con un pitillo. Las tabletas de Vinagre de Sidra de Manzana también son una excelente alternativa al líquido, aunque no funcionan con la misma velocidad. También, evita el contacto del Vinagre de Sidra de Manzana con los ojos ya que el ácido quemara y enrojecerá tus ojos.

Los beneficios del Vinagre de Sidra de Manzana parecen interminables. Estos simples métodos y maneras de usar el Vinagre de Sidra de Manzana son excelentes y económicas. Más importante, han sido comprobadas como métodos beneficios para tu cuerpo y para el ambiente. Siempre que lo use cuidadosamente y para propósitos saludables y reconocidos, los beneficios del Vinagre de Sidra de Manzana continuarán revelándose. Pruébalo por ti mismo.

CAPÍTULO 8: EL VINAGRE DE SIDRA DE MANZANA PARA LA VAGINITIS BACTERIANA

Métodos para el tratamiento de la vaginitis bacteriana usando Vinagre de Sidra de Manzana han sido usados por años. Después de todo, es una sustancia natural. Por lo tanto, ha estado disponible desde antes que los medicamentos modernos fuesen inventados.

Una de las razones por la que el Vinagre de Sidra de Manzana ha permanecido por tanto tiempo es por sus muchos usos. Tiene propiedades antibacterianas y ligeramente ácidas, por ejemplo.

Eso lo hace un buen remedio natural para muchas enfermedades, incluyendo Vaginitis Bacteriana. Esas mismas propiedades hacen que este vinagre sea un producto de limpieza natural excelente. No solo eso, poder también puede ser un ingrediente en muchas recetas de comida.

UNA FORMA NATURAL DE TRATAR LA VAGINITIS BACTERIANA:

Otra razón por la que el Vinagre de Sidra de Manzana ha mantenido su popularidad es que es una manera natural de tratar la Vaginitis Bacteriana. Es ligeramente ácido, lo cual puede ayudar a restaurar los niveles de pH en tu cuerpo.

Sin embargo, no es lo suficientemente ácido para ser dañino. Además, los tratamientos antibióticos tienden solo a reducir los síntomas de la Vaginitis Bacteriana por un corto tiempo, no de forma permanente. De hecho, en general, las curas naturales y remedios herbales son mucho más aptos para ser de ayuda para tu cuerpo en vez de los productos químicos artificiales.

LOS TRES MÉTODOS DE APLICACIÓN DEL VINAGRE DE SIDRA DE MANZANA:

Existen muchas maneras en la que puedes tratar la vaginitis bacteriana usando Vinagre de Sidra de Manzana. La mejor manera de usarlo para prevenirla es beber solo un poco diluido en agua todos los días.

Sin embargo, no debes beber más de una cucharadita en un vaso grande de agua dos veces al día. De hecho, una vez por día es probablemente suficiente.

Por supuesto, puedes elegir hacer una ducha vaginal con este vinagre, lo cual es una excelente manera de curar una vaginitis bacteriana existente. Dos tazas de agua y una cucharadita de Vinagre de Sidra de Manzana deberían ser suficiente.

Sin embargo, solo debes usar la ducha una vez por día. Usarla en exceso podría llevar a una pérdida de las bacterias benignas en la vagina. Entonces, es importante no usar la ducha más de lo necesario.

La tercera opción es que simplemente puedes bañarte en Vinagre de Sidra de Manzana, pero no en una bañera completa. Solo necesitas usar media taza mezclado en una bañera.

Si usas demasiado vinagre, sentirás una sensación severa en tu región vaginal. Además, es posible que elimines las bacterias benignas en tu vagina, lo cual nunca es una buena idea.

CAPÍTULO 9: CÓMO ELIMINAR LA ACIDEZ CON EL VINAGRE DE SIDRA DE MANZANA

El Vinagre de Sidra de Manzana es un remedio popular para eliminar la acidez. De hecho, es el remedio principal para la acidez y el reflujo ácido

RECETA PARA EL ALIVIO

Tomar el Vinagre de Sidra de Manzana para el alivio de la acidez es muy simple. Simplemente añade dos cucharadas de Vinagre de Sidra de Manzana en media taza de agua o jugo de manzana. Bebe esto inmediatamente después de cada comida.

Si tu problemas es el reflujo ácido, y acabas de consumir una comida pesada, incrementa la cantidad de Vinagre de Sidra de Manzana y reduce la cantidad de agua o jugo.

Otra opción es mezclar un "cóctel" de lo siguiente:

- Un cuarto de jugo de manzana

- Una vaso de jugo de uva

- Media taza de Vinagre de Sidra de Manzana

- Beber media taza después de cada comida para aliviar la acidez.

Las recetas que usan el Vinagre de Sidra de Manzana para aliviar la acidez pueden variar enormemente. Esto se debe a que todos somos diferentes. Prueba diferentes cantidades de Vinagre de Sidra de Manzana hasta que descubras lo que funciona para ti.

Algunas personas han descubierto que una marca u otra funcionan mejor para ellos. De nuevo, la diferencia se debe a lo diferente que somos todos.

¿CÓMO EL VINAGRE DE SIDRA DE MANZANA ALIVIA LA ACIDEZ?

Poca investigación se ha hecho sobre la efectividad del Vinagre de Sidra de Manzana para el alivio de la acidez. Consecuentemente, es difícil decir cómo el Vinagre de Sidra de Manzana alivia la acidez.

Parece que el ácido del vinagre de algún modo le dice al estómago que deje de producir más ácido. Quizás, de esa manera, el Vinagre de Sidra de Manzana es como una medicina que "inhibe" las bombas de ácido en el estómago para detener la acidez.

LAS MANZANAS PUEDEN AYUDAR TANTO COMO EL VINAGRE DE SIDRA DE MANZANA

El Vinagre de Sidra de Manzana puede no tener un buen sabor. Debido a eso, muchos han tratado de comer varias rebanadas de manzana después de una comida, y han eliminado la acidez de usa manera. No todas las manzanas funcionan para la acidez. Algunos dicen que las mejores son las manzanas verdes.

Otros recomiendan las manzanas doradas para el alivio de la acidez. Algunos recomiendan varias rebanadas de manzanas doradas con un poco de salmuera de pepinillo. Esto es lo equivalente a tomar Vinagre de Sidra de Manzana sin tomar el vinagre.

NOTA: Si puedes superar el sabor del Vinagre de Sidra de Manzana, te darás cuenta que es uno de los mejores remedios naturales para curar el cuerpo.

CAPÍTULO 10: ¿CÓMO USAR EL VSM PARA CURAR EL ACNÉ?

Si quieres probar este tratamiento de vinagre para curar el acné tendrás dos opciones. Los beneficios de tomarlo internamente, o los beneficios de usarlo externamente. Solo se recomienda el Vinagre de Sidra de Manzana para uso tópico. El vinagre blanco y sus otras formas son usualmente muy fuertes.

Receta para un tónico de Vinagre de Sidra de Manzana:

- 2 cucharadas de Vinagre de Sidra de Manzana
- 1/4 de cucharadita de bicarbonato de sodio
- 1 taza de agua

Solo mezcla todo y bébelo. El bicarbonato de sodio ayuda a neutralizar la acidez, lo cual puede causar problemas dentales. Obvia el bicarbonato de sodio si usas esto como un digestivo.

En uso interno, el VSM orgánico y no filtrado (ej. Braggs) da lo mejores resultados.

RECETA DE TRATAMIENT CON VINAGRE PARA LA CICATRICES DE ACNÉ:

Esta receta es particularmente efectiva en cicatrices de acné, pero también puede ayudar a controlar los forúnculos.

- Vinagre
- Agua

El vinagre es un ácido y puede sentirse como si quemara tu piel. Es por ello que se recomienda diluirlo con agua. El agua necesaria dependerá de la sensibilidad de tu piel.

Algunas personas usan partes iguales de agua y vinagre, otros mezclan un parte de vinagre con tres de agua. Comienza con las mezclas suaves y observa cómo reacciona tu piel.

El Vinagre para cicatrices de acné es usualmente usado como tonificante. Aplícalo en tu cara, y déjalo por unos minutos y luego enjuágalo.

Como probablemente sepas, el vinagre tiene un olor fuerte. Así que no lo dejes en tu piel si planeas verte con otras personas.

Esta receta es valorada como altamente efectiva en un foro popular del acné. Basado en 363 votos, tiene una valoración promedio de 4.3 de 5 con el 91 % de los reseñadores diciendo que lo recomendarían a otros.

En fin, el Vinagre de Sidra de Manzana es poco propenso a curar permanentemente el acné. Además de posiblemente ayudar con el control del azúcar en la sangre, no aborda la causa principal del acné.

Sin embargo es económico y puede ser usado para complemente métodos de tratamiento de acné que sean más efectivos.

CAPÍTULO 11: RECETAS CON VINAGRE DE SIDRA DE MANZANA

1. EL VINAGRE DE SIDRA DE MANZANA COMO UN QUEMADOR DE GRASAS NATURAL.

Descubre los increíbles beneficios para perder peso del Vinagre de Sidra de Manzana, cómo prepáralo y cuánto debes usar para obtener los máximos beneficios del Vinagre de Sidra de Manzana – uno de los alimentos de naturaleza más increíbles para quemar grasas.

Aquí está es proceso: El jugo de manzana es fermentado para convertirse en alcohol que contiene sidra de manzana. Después de eso, se permite que el oxígeno interactúe con la sidra. Esto convierte el alcohol en ácido acético. Encontrarás este ingrediente en el producto final.

Lo que asiste es proceso es una espuma en forma de telaraña de bacterias que es el resultado del proceso de fermentación. Esto se conoce como la "madre".

Puede comprar Vinagre de Sidra de Manzana preparado comercialmente en tiendas de especialidades, abastos y supermercados.

LOS BENEFICIOS DEL VINAGRE DE SIDRA DE MANZANA PARA COMBATIR LA GRASA

Este producto no tiene competencia en la guerra contra la grasa. No hay argumentos contra esto. De hecho, los científicos han descubierto que hay 90 diferentes sustancias dentro del mismo. Incluidas están: 8 acetatos etílicos, 18 tipos de alcohol, 20 tipos de cetonas, 4 aldehídos, 13 tipos de ácido carbólico y más.

Aquí están algunas de las otras grandes cosas que encontrarás en él: Fibra en forma de potasio y pectina de manzana, enzimas, aminoácidos, ácido láctico, acético y prociónido, oligoelementos, minerales y vitaminas.

Cuando hablamos de beneficios de salud y combatir grasas, ¿dónde cabe esta información? Los siguientes son los principales beneficios:

- El metabolismo se acelera cuando se introduce el Vinagre de Sidra de Manzana. Cuando lo consumes antes de las comidas, esto se hace más verídico.

- Ayuda a procesar proteínas y grasas.

- Ayuda también a incrementar el metabolismo y apoya buenos procesos digestivos.

- Es bajo en grasas, azúcar y sal.

Asiste con el metabolismo de minerales y grasas. Ayuda en la digestión de alimentos grasos. Apoya el hígado para desintoxicar el cuerpo. El cuerpo quemará calorías mejor al introducir este vinagre. Todo esto es muy beneficioso para quemar grasas.

Como un agente desintoxicante y purificador, este vinagre particular es bastante poderoso. Ayuda a descomponer depósitos de flema, mucosa y grasa en el cuerpo.

Tanto tu salud general como el funcionamiento de tu hígado, vejiga, riñones y otras áreas de tu cuerpo son apoyadas por este proceso de purificación y desintoxicación.

La razón de esto es que oxida la sangre y previene el exceso alcalino en la orina. Ayuda a prevenir la presión arterial alta al coagular la sangre.

Esta desintoxicación y purificación puede ayudar a prevenir la formación de bacterias dañinas. También es útil para prevenir la inflamación e infecciones. La reducción de descarga nasal y la sanación de una garganta adolorida pueden ser logradas con el Vinagre de Sidra de Manzana.

Desintoxica y purifica debido al potasio que contiene. La pésima salud y el acumulamiento de toxinas puede ser el resultado de falta de sales y minerales. Cuando este acumulamiento ocurre, el resultado puede ser acné, ampollas y una variedad de otros síntomas.

También asiste en la limpieza de este acumulamiento en el cuerpo. También oxida la sangre y apoya el coágulo saludable de la sangre.

El corazón se beneficia por la adición del potasio, el cual funciona para reducir el colesterol y regular la presión arterial. Adicionalmente, esto es necesario para ayudar a reemplazar los tejidos corporales que se han desgastado.

Al igual que el calcio repara los huesos, este ingrediente ayuda con la reparación de tejidos blancos. La pérdida de cabello puede ser prevenido por la adición del potasio a la dieta.

Te sentirás más energético y vivo cuando tomas este vinagre, gracias al potasio y a las enzimas que incluye.

La comida es descompuesta efectivamente y la digestión es asistida gracias al ácido clorhídrico y la pepsina. Esta es una enzima que trabaja bajo un ambiente ácido. Asiste en la prevención de la indigestión.

Aquí estás los beneficios que cosecharás del ácido tartárico y málico encontrados en este vinagre:

1. Niveles balanceados de ácido.

2. Erradicación de las bacterias negativas encontradas en el tracto digestivo.

Este vino particular protege al sistema inmunológico con sus propiedades anti-fúngicas y antibacterianas. Ayuda al cuerpo a tener una alcalinidad balanceada. Esto se debe a su alto contenido de electrolitos de potasio que ayudan a remineralizar el cuerpo.

Los doctores y científicos piensan que puede ayudar con síntomas de osteoporosis y artritis. La razón para esto es que disuelve los depósitos de calcio alrededor de las articulaciones y ayuda a fortalecer los huesos.

La razón para esto es el calcio, silicio, manganeso y magnesio contenidos en el vinagre.

Tiene amino ácidos que funcionan como antibióticos y antisépticos.

La toxicidad en el cuerpo es reducida por el ácido acético encontrado en este vinagre. Forma compuestos de acetato que asisten en este proceso.

Ayuda a combatir los radicales libres en el cuerpo porque es un poderoso antioxidante. Los radicales libres son los promotores de enfermedades como enfermedad del corazón y algunas formas de cáncer.

Tiene propiedades antioxidantes que asisten a neutralizar los radicales libres que se forman por la oxidación dentro de nuestros cuerpos.

Contiene una fibra soluble en agua llamada pectina. Ayuda a absorber el colesterol y la grasa en el cuerpo y a expulsarlas mediante los desechos. El colesterol es disminuido por el uso de este vinagre particular.

El contenido de fibra protege contra la diarrea y el estreñimiento. Los diabéticos pueden beneficiarse de su uso porque su fibra dietética es útil para controlar los niveles de glucosa en la sangre.

La degeneración macular, las cataratas y otras enfermedades oculares responden buen a la adición de antioxidantes y beta caroteno a la dieta. El vinagre es rico en estos.

PREPARA VINAGRE DE SIDRA DE MANZANA

Es mayormente usado cuando se preparan aderezos de ensaladas, pepinillos y platos vegetales. También lo encontraras en salsa de tomate, mayonesa y mostaza. Puedes usarlo como condimento en muchos vegetales.

Las salsas para marinar se benefician de añadirle un poco de este vinagre.

Adicionalmente, notarás que puedes sustituir el Vinagre de Sidra de Manzana o el jugo de limón en un número de recetas.

Este es especialmente cierto en algunos panes. Puede que te preocupe el sabor amargo, pero no es tan fuerte. Sorprendentemente, debido al contenido de manzana, le da mucho sabor a los platos.

Es conocimiento general que la salsa de manzana es un buen sustituto para el aceite cuando se cocina. Sigue este principio y sustitúyelo por limón cuando tenga sentido. Esto te da otra opción, y una bastante saludable.

Comienza a usar este increíble vinagre con alguna de estas ideas. Aquí están algunos de los platos que se beneficiarán de la adición de Vinagre de Sidra de Manzana:

- Pastelería

- Sopas & estofados

- Pollo Tandoori

- Aderezo de ensaladas

- Salsas para marinar

- Pollo agridulce

- Cebollas caramelizadas

- Coles de Bruselas

- Repollo rojo

- Entre otros

Cuando cocinas, no le agregarás Vinagre de Sidra de Manzana a cosas delicadas. Sin embargo, añadirlo al pan es apropiado.

¿CUÁNTO VINAGRE DE SIDRA DE MANAZA DEBERÍA USAR?

Hablando de forma general, una cucharada es la cantidad correcta. Esta es la cantidad general para la mayoría de las recetas; sin embargo, asegúrate de leer tu receta. Cuando lo añades a una bebida, una cucharada llena es una buena cantidad.

CONCLUSIÓN

Si sufres de reflujo ácido, acidez, o nausea, trata de tomar una cucharada de Vinagre de Sidra de Manzana antes de cada comida. Puede que veas como tus síntomas desaparecen en tan solo tres días.

Sin embargo, querrás continuar esta practicar por 3 a 9 meses y puedes ver como se desaparece el problema.

No quieres usar cualquier tipo de Vinagre de Sidra de Manzana. Lo que necesitas es un Vinagre de Sidra de Manzana orgánico que todavía tengan las enzimas (llamada la "madre"). Es aquí donde las propiedades curativas están contenidas.

La "madre" se verá en dentro de la botella como una espuma en forma de telaraña que flota. Para obtener lo que quieres de tu Vinagre de Sidra de Manzana, recuerda batirlo antes de tomar una cucharada para que la madre pueda dispersarse completamente.

Ciertamente, muchas personan no soportan el sabor del Vinagre de Sidra de Manzana, pero las personas pueden acostumbrarse, y ya conozco personas que pueden tomarse una cucharada sin diluirlo.

Si no puedes hacerlo, existen otras cosas que puedes hacer para mejorar el sabor.

Trata de hacer té de Vinagre de Sidra de Manzana al calentar un poco de agua y luego añadir una cucharada de vinagre.

También puedes combinarlo con miel orgánica, y algunos dicen que esto podría amplificar su poder curativo.

Aunque es mejor tomar el Vinagre de Sidra de Manzana antes de cada comida, puedes también tomarlo cuando tu estómago se sienta mal y tenga efectos curativos.

Algunas personas dependen de él y lo toman para todo, incluyendo el inicio de un resfriado o gripe. Un beneficio adicional es que muchas personas que han tomado Vinagre de Sidra de Manzana antes de cada comida han visto una reducción moderada de peso también.

Sabes lo que dicen, una manzana al día aleja las enfermedades
– bueno, en este caso es una cucharada de Vinagre de Sidra
de Manzana.

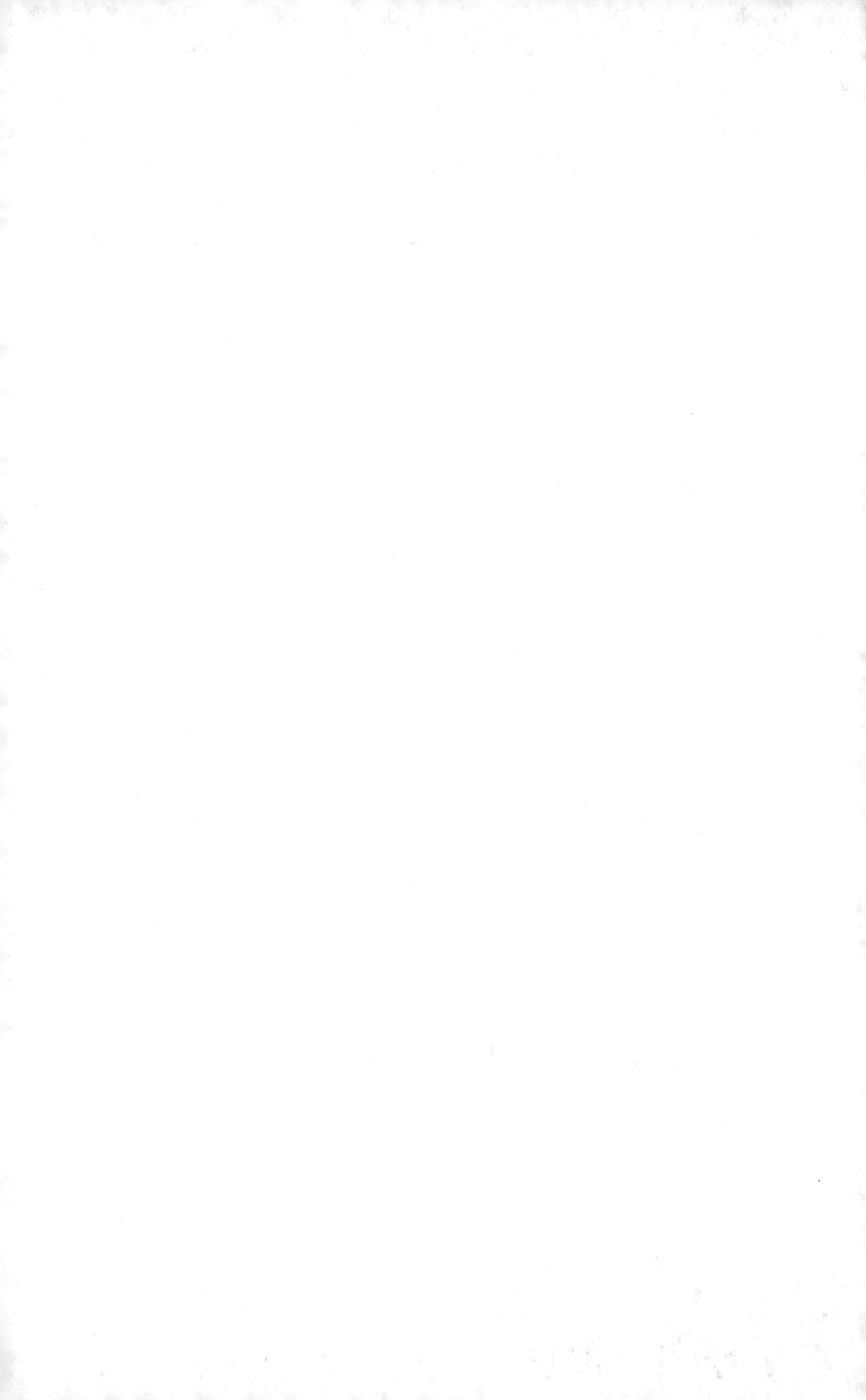